Rutuja Chougale

Uma viagem pela cristalização e liofilização

Rutuja Chougale

Uma viagem pela cristalização e liofilização

Explorando técnicas, aplicações e inovações no fabrico de produtos farmacêuticos

ScienciaScripts

Imprint

Any brand names and product names mentioned in this book are subject to trademark, brand or patent protection and are trademarks or registered trademarks of their respective holders. The use of brand names, product names, common names, trade names, product descriptions etc. even without a particular marking in this work is in no way to be construed to mean that such names may be regarded as unrestricted in respect of trademark and brand protection legislation and could thus be used by anyone.

Cover image: www.ingimage.com

This book is a translation from the original published under ISBN 978-620-7-99672-8.

Publisher:
Sciencia Scripts
is a trademark of
Dodo Books Indian Ocean Ltd. and OmniScriptum S.R.L publishing group

120 High Road, East Finchley, London, N2 9ED, United Kingdom
Str. Armeneasca 28/1, office 1, Chisinau MD-2012, Republic of Moldova, Europe
Printed at: see last page
ISBN: 978-620-7-97447-4

UMA VIAGEM PELA CRISTALIZAÇÃO E LIOFILIZAÇÃO EXPLORAÇÃO DE TÉCNICAS, APLICAÇÕES E INOVAÇÕES NO FABRICO DE PRODUTOS FARMACÊUTICOS

MS. RUTUJA DATTATRAY CHOUGALE
PROFESSOR ASSISTENTE, DEPARTAMENTO DE GARANTIA DE QUALIDADE FARMACÊUTICA, BHARATI VIDYAPEETH COLLEGE OF PHARMACY, KOLHAPUR AFILIADA À SHIVAJI UNIVERSITY, KOLHAPUR

1. INTRODUÇÃO

No domínio do fabrico de produtos farmacêuticos, o processamento químico desempenha um papel fundamental na transformação de matérias-primas em medicamentos seguros, eficazes e estáveis. Dentro deste intrincado processo, a cristalização e a liofilização surgem como duas técnicas chave que exercem uma influência significativa. A cristalização implica a formação e o crescimento de cristais, enquanto a liofilização, também conhecida como secagem por congelação, envolve a remoção de água dos produtos farmacêuticos para aumentar a sua estabilidade e prazo de validade.

O principal objetivo deste capítulo é explorar os segredos e as complexidades do processamento químico através da lente da cristalização e da liofilização. Ao aprofundar estas técnicas, pretendemos lançar luz sobre os seus princípios fundamentais, estratégias de desenvolvimento de processos, métodos de caraterização, desafios e avanços futuros. Através desta jornada, descobriremos o profundo impacto do processamento químico na qualidade, eficácia e segurança dos produtos farmacêuticos.

O âmbito deste capítulo abrange uma análise abrangente da ciência subjacente, aplicações práticas e considerações regulamentares associadas à cristalização e liofilização. Ao elucidar a importância destas técnicas, esperamos equipar os cientistas farmacêuticos, investigadores e profissionais da indústria com uma compreensão mais profunda de como o processamento químico pode moldar a forma final e as propriedades dos medicamentos.

Junte-se a nós e embarque nesta exploração cativante, revelando os segredos e as nuances da cristalização e liofilização e descobrindo o poder transformador do processamento químico no domínio farmacêutico.

2. FUNDAMENTOS DA CRISTALIZAÇÃO

2.1 Formação e crescimento de cristais

A cristalização começa com o processo de nucleação, onde pequenos grupos de átomos, moléculas ou iões se juntam para formar a estrutura inicial do cristal. A nucleação pode ocorrer através de dois mecanismos: nucleação homogénea e nucleação heterogénea.

- Nucleação homogénea: Na nucleação homogénea, os locais de nucleação estão uniformemente distribuídos pela solução. Ocorre tipicamente em soluções supersaturadas quando a concentração excede o limite de solubilidade do soluto. A nucleação homogénea é influenciada por factores como a temperatura, as propriedades do solvente e a presença de impurezas.

- Nucleação Heterogénea: A nucleação heterogénea envolve a formação de cristais em superfícies pré-existentes ou partículas estranhas presentes na solução. Estas superfícies ou partículas servem como sítios de nucleação, facilitando o crescimento dos cristais. A nucleação heterogénea é mais comum na prática e é influenciada por factores como as propriedades da superfície, a presença de cristais de semente e as condições de agitação.

O crescimento dos cristais, a fase subsequente da cristalização, envolve o aumento do tamanho dos cristais ao longo do tempo. O crescimento dos cristais pode ocorrer através de vários mecanismos, incluindo:

- Cinética de crescimento: O crescimento de cristais segue leis cinéticas específicas, como a equação de Gibbs-Thomson e a equação da taxa de crescimento. Os factores que afectam a cinética de crescimento dos cristais incluem a temperatura, o nível de supersaturação, a concentração de soluto e a difusão molecular.

- Factores que influenciam o crescimento dos cristais: Vários parâmetros influenciam o crescimento dos cristais, incluindo a temperatura, o gradiente de concentração, a composição da solução e a presença de impurezas, as condições de agitação e a natureza das interacções solvente-soluto. Estes factores podem afetar a morfologia do cristal, o polimorfismo e o tamanho final do cristal.

a) Temperatura

Influência no crescimento: A temperatura afecta a solubilidade do soluto no solvente. Geralmente, à medida que a temperatura aumenta, a solubilidade da maioria dos sólidos aumenta, levando a que mais soluto esteja disponível para a formação de cristais. Por outro lado, o arrefecimento da solução pode causar supersaturação, o que leva à formação de cristais.

Impacto na Morfologia: As mudanças de temperatura podem alterar a taxa de crescimento das diferentes faces do cristal, afectando assim a morfologia geral do cristal. Por exemplo, o arrefecimento rápido pode levar a cristais mais pequenos e irregulares, enquanto o arrefecimento mais lento pode produzir cristais maiores e bem formados.

b) Gradiente de concentração

Influência no crescimento: O gradiente de concentração refere-se à diferença na concentração de soluto entre a solução a granel e a área próxima ao cristal em crescimento. Um gradiente acentuado pode levar a taxas de crescimento mais rápidas e a cristais maiores, enquanto um gradiente pouco acentuado pode resultar num crescimento mais lento e em cristais mais pequenos.

Impacto na morfologia: Um gradiente de concentração significativo pode causar um crescimento desigual em diferentes faces do cristal, levando a formas irregulares ou à formação de diferentes polimorfos.

c) Composição da solução

Influência no crescimento: A presença de diferentes solutos e as suas interacções na solução podem afetar o crescimento dos cristais. A escolha do solvente, a concentração do soluto e a presença de aditivos podem desempenhar um papel importante.

Impacto na morfologia: Diferentes solventes e composições de solução podem levar a vários hábitos cristalinos e polimorfos. Por exemplo, um solvente pode estabilizar um polimorfo em detrimento de outro ou afetar a taxa de nucleação e crescimento de cristais.

d) Presença de impurezas

Influência no crescimento: As impurezas podem perturbar o arranjo regular das moléculas na rede cristalina. Elas podem inibir ou promover o crescimento do cristal, dependendo da sua natureza e concentração.

Impacto na morfologia: As impurezas podem levar à formação de defeitos, alterar o tamanho dos cristais ou mesmo mudar a forma e a estrutura geral. Podem também causar a formação de cristais mistos ou diferentes polimorfos.

e) Condições de agitação

Influência no crescimento: A agitação afecta a taxa de transferência de massa na solução, ajudando a distribuir uniformemente o soluto e a remover qualquer supersaturação local. Ela também pode influenciar a taxa na qual novas moléculas de soluto alcançam a superfície do cristal em crescimento. Impacto na morfologia: A agitação suave normalmente promove o crescimento uniforme de cristais, enquanto a agitação vigorosa pode levar a cristais menores e mais numerosos ou até mesmo à formação de aglomerados de cristais.

f) Natureza das interacções solvente-soluto

Influência no crescimento: As interacções entre as moléculas do solvente e do soluto afectam a solubilidade e o processo de cristalização. As interacções fortes podem levar a uma maior solubilidade e a um crescimento mais controlado dos cristais, enquanto as interacções fracas podem resultar numa solubilidade fraca e numa formação irregular dos cristais. Impacto na morfologia: As fortes interacções solvente-soluto conduzem geralmente a formas e tamanhos de cristais bem definidos, enquanto as interacções fracas podem causar cristais irregulares ou amorfos.

2.2 Termodinâmica e cinética da cristalização

Compreender a termodinâmica e a cinética da cristalização é crucial para a otimização e controlo do processo. Os principais aspectos a este respeito incluem:

- Solubilidade e Supersaturação: A solubilidade refere-se à quantidade máxima de soluto que se pode dissolver num determinado solvente a uma determinada temperatura. A supersaturação ocorre quando a concentração de soluto excede o seu limite de solubilidade, levando à força motriz para a formação de cristais. O controlo da supersaturação é essencial para obter as propriedades cristalinas desejadas.

- Aspectos termodinâmicos: Os diagramas de fase e as curvas de solubilidade fornecem informações sobre o comportamento do sistema soluto-solvente em condições específicas. Os diagramas de fase ilustram o equilíbrio entre diferentes fases, enquanto as curvas de solubilidade descrevem a relação entre a temperatura e a solubilidade do soluto.

- Aspectos cinéticos: A cinética de cristalização envolve o estudo das taxas de nucleação, taxas de crescimento de cristais e distribuição do tamanho dos cristais. A compreensão desta cinética ajuda a otimizar os parâmetros do processo, tais como taxas de arrefecimento, agitação e sementeira, para obter as características de cristal desejadas.

2.3 Técnicas de cristalização

As técnicas de cristalização englobam uma gama de métodos utilizados para induzir e controlar o processo de cristalização. Algumas técnicas comuns incluem:

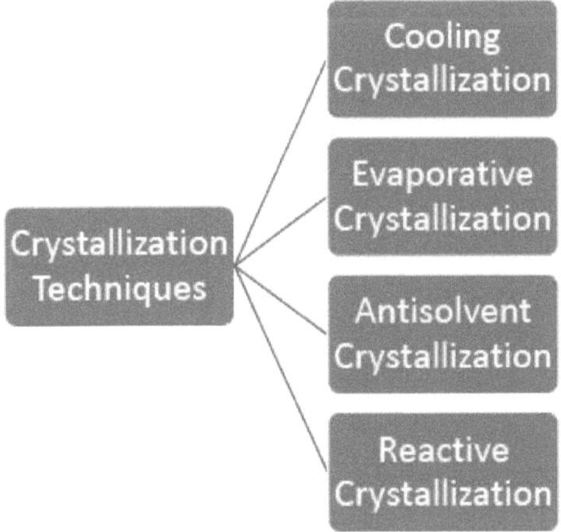

- **Cristalização por arrefecimento:** Esta técnica envolve a redução gradual da temperatura de uma solução supersaturada, levando à formação de cristais. As taxas de arrefecimento controladas e a agitação desempenham um papel vital na obtenção do tamanho, pureza e morfologia desejados dos cristais.

- **Cristalização evaporativa:** A cristalização evaporativa envolve a remoção do solvente através de evaporação controlada, resultando em supersaturação e subsequente formação de cristais. O controlo preciso das condições de evaporação, como a temperatura, a pressão e o fluxo de ar, influencia as características dos cristais.

- **Cristalização anti-solvente:** A cristalização com anti-solvente envolve a adição de um não-solvente (anti-solvente) à solução para reduzir a solubilidade do soluto e induzir a supersaturação. A rápida adição do anti-solvente leva à nucleação e ao subsequente crescimento do cristal. Esta técnica é útil para obter cristais com propriedades específicas.

- **Cristalização reactiva:** A cristalização reactiva combina reacções químicas com a cristalização. Envolve a formação simultânea de

3. DESENVOLVIMENTO DE PROCESSOS DE CRISTALIZAÇÃO

3.1 Seleção de Solventes e Considerações sobre Solubilidade

Uma das etapas cruciais no desenvolvimento do processo de cristalização é a seleção de um solvente adequado. As propriedades do solvente têm um impacto significativo no processo de cristalização e nas propriedades do cristal resultante. As considerações na seleção do solvente incluem:

- Polaridade e Solubilidade do Solvente: Os solventes com características polares dissolvem mais eficazmente os solutos polares, enquanto os solventes não polares favorecem os solutos não polares. Compreender a polaridade e o comportamento de solubilidade do soluto ajuda a escolher um solvente adequado.

-Polimorfismo induzido por solvente: Alguns solventes podem induzir a formação de diferentes formas polimórficas do soluto. É necessária uma seleção cuidadosa do solvente para garantir que a forma polimórfica desejada é obtida durante a cristalização.

- Compatibilidade do solvente: Os solventes devem ser compatíveis com o soluto e não devem introduzir impurezas ou provocar reacções químicas que afectem a qualidade dos cristais.

- Toxicidade do solvente e impacto ambiental: As considerações relativas à segurança e ao impacto ambiental dos solventes são essenciais, promovendo a utilização de opções de solventes mais ecológicas.

A determinação da solubilidade é crucial para estabelecer os limites de concentração do soluto e alcançar a supersaturação. Técnicas experimentais como estudos de solubilidade de fase, métodos de análise térmica e modelos de previsão de solubilidade ajudam a determinar perfis de solubilidade e a selecionar solventes adequados para a cristalização.

3.2 Controlo da supersaturação e gestão do tamanho dos cristais

Atingir e controlar o nível desejado de supersaturação é vital para uma cristalização bem sucedida. As técnicas utilizadas para o controlo da supersaturação incluem:

- Taxas de arrefecimento e evaporação: Ao ajustar as taxas de arrefecimento ou evaporação, o grau de supersaturação pode ser controlado. Taxas mais lentas podem promover o crescimento controlado de cristais, enquanto taxas mais rápidas podem levar a uma nucleação excessiva e a um tamanho de cristal mais pequeno.

- Semeadura: A introdução de cristais de semente fornece locais de nucleação e controla o processo de crescimento de cristais. Os cristais de semente podem ser adicionados no início ou durante o processo de cristalização para influenciar o tamanho e a morfologia do cristal.

- Adição de anti-solvente: A adição controlada de um anti-solvente ao sistema solvente-soluto reduz a solubilidade, induz a supersaturação e promove a nucleação. Este método permite um controlo preciso dos níveis de supersaturação e do crescimento dos cristais.

As estratégias para manipular o tamanho e a morfologia dos cristais incluem:
- Controlo da agitação e da mistura: Os parâmetros de agitação e mistura, como a velocidade de agitação e o desenho do impulsor, podem influenciar o tamanho e a forma dos cristais, afectando as taxas de transferência de massa e de nucleação.

-Adição de Modificadores de Crescimento de Cristais: Os aditivos conhecidos como modificadores de crescimento de cristais podem ser introduzidos para influenciar as taxas de crescimento de cristais, alterar o hábito dos cristais ou controlar a distribuição do tamanho dos cristais.

- Controlo da Temperatura e do Perfil de Supersaturação: O ajuste fino dos perfis de temperatura e supersaturação durante a cristalização pode afetar o tamanho e a morfologia dos cristais. Diferentes perfis de temperatura e taxas de arrefecimento podem levar a variações nas características dos cristais.

3.3 Otimização da pureza e do rendimento

A otimização da pureza e do rendimento são aspectos críticos do desenvolvimento do processo de cristalização. As estratégias para o controlo das impurezas e o aumento do rendimento incluem:

- Controlo de impurezas: As impurezas podem afetar a qualidade dos cristais, a estabilidade e as propriedades farmacêuticas. Técnicas como a seleção de solventes, filtração, adsorção e recristalização podem ser utilizadas para reduzir os níveis de impureza.

- Técnicas de remoção de impurezas: Vários métodos, como lavagem, troca de solventes ou recristalização, podem ser utilizados para remover impurezas da rede cristalina.

- Estratégias de aumento de rendimento: Maximizar o rendimento do produto desejado é essencial na cristalização industrial. As estratégias podem incluir a otimização do processo, o controlo dos parâmetros operacionais e a otimização das relações solvente-soluto.

- Otimização do processo: Através da otimização sistemática do processo, factores como a temperatura, a supersaturação, a composição do solvente e o tempo do processo podem ser ajustados para maximizar o rendimento e a pureza.

Ao implementar estratégias eficazes de controlo de impurezas e otimização do rendimento, os processos de cristalização podem produzir cristais de alta qualidade com uma pureza melhorada e uma maior eficiência global do processo.

4. CARACTERIZAÇÃO DE CRISTAIS FARMACÊUTICOS

4.1 Técnicas de identificação e caraterização de cristais

A identificação e caraterização exactas dos cristais farmacêuticos são essenciais para compreender as suas propriedades e garantir uma qualidade consistente do produto. Várias técnicas analíticas são normalmente utilizadas para a caraterização de cristais, incluindo:

- Difração de raios X (XRD): A DRX fornece informações sobre a estrutura atómica e molecular do cristal através da análise do padrão de difração produzido quando os raios X interagem com a rede cristalina. Pode identificar a fase do cristal, os parâmetros da rede e a orientação cristalográfica.

- Microscopia eletrónica de varrimento (SEM): A MEV permite obter imagens de alta resolução das superfícies e da morfologia dos cristais. Pode fornecer informações sobre a forma, tamanho e características da superfície do cristal. Além disso, a espetroscopia de raios X por dispersão de energia (EDS) pode ser acoplada ao MEV para analisar a composição elementar.

- Espectroscopia de infravermelhos com transformada de Fourier (FTIR): A FTIR mede a absorção de radiação infravermelha pela rede cristalina. Fornece informações sobre grupos funcionais e ligações químicas presentes no cristal, ajudando na identificação do cristal e na elucidação da estrutura.

- Espectroscopia Raman: A espetroscopia Raman analisa a dispersão da luz laser pela rede cristalina. Fornece informações complementares ao FTIR, permitindo a identificação de vibrações moleculares e a caraterização estrutural.

- Outros métodos analíticos: Para a identificação e caraterização dos cristais, podem ser utilizadas técnicas adicionais, como a difração de raios X em pó (PXRD), a ressonância magnética nuclear (RMN) em estado sólido, a análise térmica (por exemplo, calorimetria diferencial de varrimento e análise termogravimétrica) e técnicas de microscopia (por exemplo, microscopia ótica).

4.2. Análise da morfologia dos cristais e implicações

A morfologia dos cristais, incluindo a forma, o hábito e as propriedades da superfície, desempenha um papel crucial nas propriedades e no desempenho farmacêutico. A análise da morfologia dos cristais envolve:

- Avaliação da forma, hábito e propriedades da superfície do cristal: Técnicas como a microscopia ótica, SEM e microscopia de força atómica (AFM) podem ser utilizadas para estudar a morfologia do cristal. A forma do cristal refere-se à forma geral do cristal, enquanto o hábito do cristal refere-se ao seu padrão de crescimento caraterístico. As propriedades da superfície, incluindo a rugosidade, a textura e as faces do cristal, influenciam factores como o comportamento de dissolução, as propriedades de fluxo e a biodisponibilidade.

- Influência da morfologia dos cristais nas propriedades e desempenho farmacêuticos: A morfologia dos cristais pode afetar a taxa de dissolução, a biodisponibilidade, a estabilidade e as propriedades mecânicas das formulações farmacêuticas. A compreensão da relação entre a morfologia dos cristais e o desempenho farmacêutico ajuda no desenvolvimento de formulações, na otimização de processos e na proteção de patentes.

4.3. Polimorfismo e caraterização do estado sólido

O polimorfismo refere-se à capacidade de um composto existir em múltiplas formas cristalinas com diferentes arranjos ou empacotamento de moléculas dentro da rede cristalina. As técnicas de caraterização do estado sólido são utilizadas para estudar o polimorfismo e as propriedades do estado sólido, incluindo:

4.3.1. Polimorfismo: Definição e significado: O polimorfismo pode afetar a eficácia, a estabilidade, a biodisponibilidade e as características de processamento dos medicamentos. Diferentes formas polimórficas podem apresentar variações na solubilidade, taxa de dissolução, ponto de fusão, empacotamento de cristais e estabilidade física.

4.3.2. Técnicas de estudo do polimorfismo e das propriedades do estado sólido: Técnicas como XRD, análise térmica (por exemplo, DSC e TGA), microscopia, espetroscopia (por exemplo, FTIR e Raman) e RMN de estado sólido são utilizadas para identificar e caraterizar formas polimórficas, conteúdo amorfo, estrutura cristalina, interacções intermoleculares e transições de estado sólido.

4.3.3. Impacto do polimorfismo no desenvolvimento e formulação de medicamentos: A compreensão do polimorfismo é crucial durante o desenvolvimento e a formulação de medicamentos para garantir a qualidade, a biodisponibilidade e a estabilidade consistentes do produto. A seleção da forma polimórfica mais adequada, o controlo das transições polimórficas e a gestão do conteúdo amorfo são considerações críticas no desenvolvimento farmacêutico.

Através da identificação completa dos cristais, da análise da morfologia e da caraterização do estado sólido, é possível obter uma compreensão abrangente das propriedades dos cristais e do polimorfismo, facilitando o desenvolvimento de formulações farmacêuticas robustas.

Comparação de técnicas de cristalização

Técnica	Vantagens	Limitações	Adequado Aplicações
Evaporação de solventes	Simples, económico, aplicável a uma vasta gama de compostos	Processo lento, risco de inclusão de solventes	Cristais de alta pureza, sensíveis ao calor compostos
Arrefecimento Cristalização	Bom controlo do tamanho dos cristais, aplicável a aplicações sensíveis à temperatura compostos	Requer um controlo preciso da temperatura, potencial para a formação de polimorfos	Produção em grande escala, compostos sensíveis à temperatura
Anti-solvente	Processo rápido, elevado	Requer precisão	Alta pureza
Cristalização	rendimento, bom controlo	controlo de	cristais,
	sobre cristal	anti-solvente	compostos com
	propriedades	Além disso, o risco de	baixa solubilidade
		inclusão de solventes	

5. LIOFILIZAÇÃO: LIOFILIZAÇÃO EM PRODUTOS FARMACÊUTICOS

5.2. Princípios da liofilização

A liofilização, também conhecida como secagem por congelação, é uma técnica amplamente utilizada no fabrico de produtos farmacêuticos para a preservação de produtos sensíveis. O processo envolve o congelamento de um produto seguido da remoção do gelo através de sublimação, resultando num produto final seco e estável. Os princípios da liofilização incluem:

5.2.1. Visão geral do processo de liofilização: O processo de liofilização consiste em várias etapas, incluindo pré-congelamento, secagem primária, secagem secundária e término do ciclo. É um processo complexo que requer um controlo cuidadoso da temperatura, pressão e tempo para garantir a qualidade e estabilidade do produto.

5.3. Etapas do processo de liofilização

O processo de liofilização envolve várias etapas distintas, cada uma com um objetivo específico:

Freeze-Drying Process

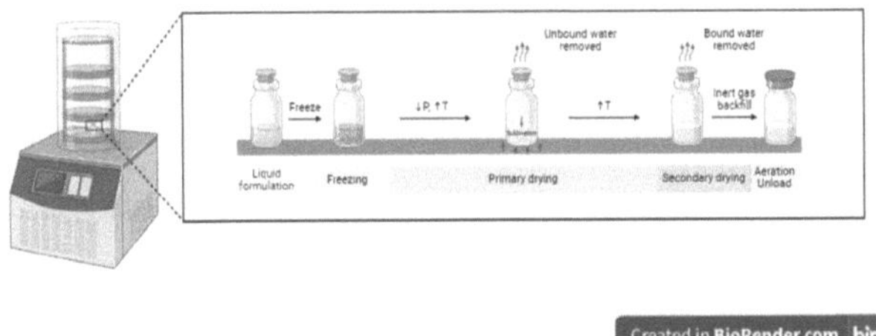

1. Pré-congelação

Princípio: O primeiro passo na liofilização é congelar o produto para converter a água em gelo. Este passo é crucial porque o processo de secagem subsequente depende do facto de o gelo ser sublimado em vez de derretido.

Processo: O produto é arrefecido rapidamente a temperaturas abaixo do seu ponto de congelação, normalmente entre -40°C e -80°C, dependendo da natureza do produto. A congelação rápida ajuda a formar pequenos cristais de gelo, o que é desejável para preservar a estrutura e a qualidade do produto.

2. Secagem primária (sublimação)

Princípio: A fase primária de secagem envolve a sublimação do gelo. A sublimação é o processo em que o gelo transita diretamente do estado sólido para o estado de vapor sem passar pela fase líquida.

Processo: Após a congelação, o produto é colocado sob vácuo, o que reduz a pressão à volta do produto. Este vácuo reduz a pressão para um valor inferior ao ponto triplo da água, permitindo que o gelo sublimasse diretamente em vapor de água. O calor é aplicado suavemente para facilitar este processo, que é frequentemente efectuado utilizando uma prateleira aquecida ou a condução através do produto.

Características:

Transferência de calor: O aquecimento controlado garante que o gelo sublima sem derreter, o que ajuda a preservar a estrutura do produto e a evitar a sua degradação.

Vácuo: O vácuo reduz a pressão, permitindo que a sublimação ocorra de forma eficiente e a temperaturas mais baixas.

3. Secagem secundária (dessorção)

Princípio: A secagem secundária, ou dessorção, visa remover qualquer humidade residual que não tenha sido removida durante a secagem primária. Esta etapa garante que o produto final esteja suficientemente seco.

Processo: Após a secagem primária, a temperatura é aumentada gradualmente para remover a humidade ligada ao produto. Esta humidade está frequentemente presente como água que estava ligada à matriz do produto ou ao soluto. O produto permanece sob vácuo durante esta fase para ajudar a remover o vapor de água restante.

Características:

Controlo da temperatura: O controlo cuidadoso da temperatura é essencial para evitar o sobreaquecimento e potenciais danos no produto.

Tempo de secagem prolongado: Este passo pode demorar várias horas a dias, dependendo do produto e do seu teor de humidade.

4. Selagem e armazenamento

Princípio: Uma vez concluída a secagem, o produto é selado para evitar a absorção de humidade do ambiente. As condições de armazenamento adequadas são essenciais para manter a estabilidade e a eficácia do produto.

Processo: O produto seco é frequentemente selado em recipientes à prova de humidade, tais como frascos ou bolsas, sob uma atmosfera de gás inerte (por exemplo, azoto) para o proteger da humidade e do oxigénio. O armazenamento é normalmente efectuado a baixas temperaturas para garantir a estabilidade.

Benefícios da liofilização

Preservação: A liofilização preserva a estrutura e a estabilidade de materiais sensíveis, incluindo amostras biológicas, medicamentos e alimentos.

Vida útil prolongada: Ao remover a humidade, a liofilização aumenta significativamente o prazo de validade dos produtos, reduzindo a necessidade de refrigeração ou congelação.

Facilidade de Reconstituição: Os produtos liofilizados podem ser facilmente reconstituídos com a adição de água, restaurando a sua forma e funcionalidade originais.

5.4. Considerações sobre a formulação para liofilização

A formulação de um produto desempenha um papel crítico no sucesso da liofilização. Considerações importantes incluem:

5.4.1. Seleção de crioprotectores e agentes de volume: Os crioprotectores, como os açúcares ou os polióis, são adicionados à formulação para proteger o produto durante a congelação e a secagem. Ajudam a manter a estabilidade do produto, evitam a agregação e reduzem os danos causados pela formação de cristais de gelo. Os agentes de volume, como o manitol ou a trealose, podem ser incluídos para melhorar a estrutura do produto e facilitar a reconstituição.

5.4.2. Impacto da Formulação na Estabilidade do Produto e nas Propriedades de Reconstituição: Os componentes da formulação, incluindo o ingrediente farmacêutico ativo (API) e os excipientes, podem influenciar a estabilidade do produto e as propriedades de reconstituição. A seleção de excipientes adequados, sistemas tampão, pH e compatibilidade com crioprotectores são cruciais para garantir a integridade, estabilidade e comportamento de reconstituição desejável do produto.

Ao considerar cuidadosamente os componentes da formulação e o seu impacto na estabilidade e nas propriedades de reconstituição, podem ser desenvolvidos processos de liofilização bem sucedidos, conduzindo a produtos farmacêuticos estáveis e altamente reconstituíveis.

Comparação de técnicas de liofilização

Técnica	Vantagens	Limitações	Aplicações adequadas
Prateleira Congelar Secagem	Bom controlo sobre processo de secagem, aplicável a um vasto gama de produtos	Processo lento, alta energia consumo	Produtos termolábeis, de elevado valor produtos farmacêuticos
Pulverizar Congelar Secagem	Processo rápido, adequado para calor-produtos sensíveis	Complexo equipamento, potencial para partícula agregação	Nanopartículas, produtos biofarmacêuticos

Aplicações da liofilização:

• Produtos farmacêuticos: Utilizado para a estabilização de vacinas, antibióticos e outros medicamentos sensíveis.

• Indústria alimentar: Utilizado para preservar e prolongar o prazo de validade de vários produtos alimentares.

• Biotecnologia: Utilizado para conservar enzimas, proteínas e outros materiais biológicos.

Limitações da liofilização: Apesar dos seus benefícios, a liofilização tem algumas limitações. É um processo demorado e caro comparado com outros métodos de secagem. O processo requer equipamento e conhecimentos especializados, e certos produtos podem ser difíceis de liofilizar devido à sua composição ou sensibilidade às condições de liofilização.

Vantagens da liofilização

• Preservação da qualidade do produto

Preservação da estrutura: O processo mantém a integridade estrutural do produto, o que é crucial para materiais biológicos, produtos farmacêuticos e compostos sensíveis.

Estabilidade: Ajuda a preservar os ingredientes activos, a prevenir a degradação e a manter a eficácia e a potência do produto.

• Prazo de validade alargado

Redução da humidade: Ao remover a maior parte do conteúdo de água, a liofilização aumenta significativamente o prazo de validade dos produtos em comparação com outros métodos de secagem, o que ajuda a reduzir a deterioração e o desperdício.

• Facilidade de reconstituição

Conveniência: Os produtos liofilizados podem ser facilmente reconstituídos através da adição de água, tornando-os convenientes para utilização. Isto é particularmente útil para produtos farmacêuticos e alimentares que precisam de ser re-hidratados antes de serem utilizados.

• Retenção da atividade biológica

Preservação de materiais biológicos: Para amostras biológicas, tais como vacinas, enzimas e proteínas, a liofilização ajuda a reter a atividade biológica e a funcionalidade que podem ser perdidas com outros métodos de secagem.

• Leve e compacto

Volume reduzido: Os produtos liofilizados são mais leves e compactos do que os seus homólogos líquidos, tornando-os mais fáceis de transportar e armazenar.

- Minimização das reacções químicas

Taxas de Reação Reduzidas: Um menor teor de água reduz a taxa de reacções químicas, o que pode ser benéfico para evitar a degradação de compostos sensíveis.

Desvantagens da liofilização

- Custo elevado

Equipamento e operação: O investimento inicial em equipamentos de liofilização é alto e os custos operacionais podem ser significativos devido à energia necessária para congelamento e sublimação.

Complexidade: O processo requer equipamento e conhecimentos especializados, o que pode aumentar os custos operacionais e de manutenção.

- Processo moroso

Duração prolongada: A liofilização é um processo lento, muitas vezes demorando várias horas a dias, dependendo do produto e da escala de produção. Este tempo de processamento prolongado pode afetar a eficiência da produção.

Risco de degradação do produto Sensibilidade ao calor: Durante a fase de secagem primária, a aplicação de calor pode por vezes levar à degradação térmica de produtos sensíveis ao calor, se não for cuidadosamente controlada.

Exposição ao oxigénio: Embora a liofilização remova a humidade, a exposição ao oxigénio durante o processo ou durante o armazenamento pode ainda afetar alguns produtos.

- Potencial para danos estruturais

Danos por congelamento: O congelamento rápido ou o controlo inadequado da temperatura pode levar à formação de grandes cristais de gelo, que podem danificar a estrutura do produto, especialmente em materiais biológicos.

- Capacidade limitada para alguns produtos

Restrições de tamanho: A liofilização em larga escala pode ser um desafio para certos produtos devido a limitações no tamanho da câmara e à necessidade de uma secagem uniforme.

- Questões de reconstituição

Dificuldade de Reconstituição: Alguns produtos podem ter dificuldade em dissolver-se ou podem exigir condições específicas para a reconstituição, o que pode ser um inconveniente para aplicações práticas.

- Impacto ambiental

Consumo de energia: O processo é intensivo em energia, contribuindo para um maior consumo de energia e um potencial impacto ambiental. Estão a ser envidados esforços para melhorar a eficiência energética, mas esta continua a ser uma questão a considerar.

6. DESAFIOS E SOLUÇÕES NA CRISTALIZAÇÃO E LIOFILIZAÇÃO

6.2. Desafios da cristalização e resolução de problemas

Os processos de cristalização podem deparar-se com vários desafios que podem afetar a qualidade e o rendimento do produto. Alguns desafios comuns incluem:

6.2.1. Problemas de Solubilidade e Dificuldades de Crescimento de Cristais: A fraca solubilidade do soluto ou os elevados níveis de impureza podem impedir o crescimento dos cristais e afetar o rendimento e a pureza do produto final. As estratégias de resolução de problemas podem envolver o ajuste da composição do solvente, a modificação dos parâmetros do processo ou a implementação de técnicas de purificação, como a filtração ou a recristalização.

6.2.2. Controlo de polimorfos e desafios de impurezas: O polimorfismo, em que um composto pode existir em diferentes formas cristalinas, pode representar desafios na manutenção de uma qualidade consistente do produto. Além disso, as impurezas podem afetar o crescimento, a estabilidade e o desempenho dos cristais. Técnicas como a seleção de solventes, o controlo da temperatura e os métodos de remoção de impurezas podem ajudar a mitigar estes desafios.

6.3. Desafios na liofilização e estratégias de mitigação

Os processos de liofilização também enfrentam desafios específicos que precisam de ser resolvidos para garantir uma secagem e preservação bem-sucedidas do produto:

6.3.1. Fenómenos de Colapso e de Colapso do Bolo: Durante a secagem primária, o colapso pode ocorrer devido a taxas de secagem excessivas ou suporte inadequado da matriz seca. O colapso do bolo pode resultar na diminuição da estabilidade do produto e na alteração das propriedades de reconstituição. As estratégias para mitigar o colapso incluem a otimização dos parâmetros de secagem, o ajuste da composição da formulação e a utilização de materiais de suporte do bolo adequados.

6.3.2. Controlo da temperatura do produto e gestão da humidade: A manutenção de um controlo adequado da temperatura durante a liofilização é crucial para a qualidade do produto. O superaquecimento ou sub-resfriamento pode levar a uma baixa eficiência de secagem ou colapso. O gerenciamento eficaz da umidade, como o uso de técnicas controladas de nucleação de gelo, pode ajudar a garantir uma secagem uniforme e evitar danos ao produto.

6.4. Escalonamento de processos de cristalização para produção comercial

A expansão dos processos de cristalização do laboratório para a produção industrial envolve várias considerações importantes:

1. Seleção de equipamento

Escolhendo o equipamento certo: Em ambientes industriais, a cristalização requer frequentemente equipamento de grande escala, como cristalizadores, reactores e separadores. A seleção depende dos requisitos específicos do processo, incluindo a capacidade, as capacidades de arrefecimento e aquecimento e a capacidade de lidar com diferentes tipos de cristalização (por exemplo, lote vs. contínuo).

Compatibilidade dos materiais: Os materiais do equipamento devem ser compatíveis com os produtos químicos envolvidos para evitar a corrosão ou contaminação. Poderá ser necessário utilizar aço inoxidável ou ligas especiais para produtos químicos agressivos.

2. Otimização de processos

Efeitos de escala: As condições de laboratório podem não se traduzir diretamente na escala industrial. As diferenças na transferência de calor, na eficiência da mistura e na transferência de massa precisam de ser abordadas. Por exemplo, a taxa de remoção de calor em cristalizadores de grande escala pode ser mais lenta do que em recipientes mais pequenos, afectando as taxas de crescimento dos cristais.

Otimização de parâmetros: Os principais parâmetros, como a temperatura, a concentração, a velocidade de agitação e as taxas de arrefecimento, devem ser optimizados para a produção em grande escala. As simulações de processos e a modelação podem ajudar a prever como estes parâmetros afectam a cristalização à escala.

3. Controlo dos parâmetros de funcionamento

Consistência: A manutenção da consistência no tamanho, forma e forma polimórfica dos cristais é crucial. Isto envolve um controlo preciso dos gradientes de temperatura, das taxas de agitação e dos níveis de supersaturação.

Sistemas de monitorização e controlo: A implementação de sistemas de monitorização avançados (por exemplo, sensores em linha, sistemas de controlo automatizados) ajuda a garantir que os parâmetros operacionais permanecem dentro do intervalo desejado, melhorando a consistência e a qualidade do produto.

4. Rendimento e eficiência de custos

Maximizar o rendimento: É fundamental otimizar as condições de cristalização para obter um rendimento máximo, minimizando as perdas durante a filtração e a secagem. Isso inclui refinar o processo para reduzir a quantidade de produto perdido como finos ou no licor-mãe.

Considerações sobre os custos: A redução dos custos operacionais, como o consumo de energia e a utilização de matérias-primas, é essencial. A otimização dos processos e as estratégias de redução de resíduos podem contribuir para a eficiência dos custos.

Aplicações industriais da liofilização no fabrico de produtos farmacêuticos
A liofilização desempenha um papel crucial no fabrico de produtos

farmacêuticos com várias aplicações-chave:

1. Estabilização de produtos biológicos sensíveis

Preservação de produtos biológicos: Os produtos biológicos, como as vacinas, os anticorpos monoclonais e as proteínas recombinantes, são sensíveis ao calor e à humidade. A liofilização preserva a sua estabilidade e atividade, removendo a água e evitando a degradação.

Desenvolvimento de formulações: É essencial desenvolver formulações que sejam estáveis durante a liofilização e a reconstituição. Isto pode envolver a utilização de excipientes que protejam a atividade biológica.

2. Conservação de medicamentos lábeis

Estabilidade dos medicamentos: Alguns medicamentos são instáveis em soluções aquosas e podem degradar-se rapidamente. A liofilização ajuda a estabilizar estes medicamentos, removendo a água que facilita as reacções químicas.

Prazo de validade alargado: Os medicamentos liofilizados têm um prazo de validade mais longo do que os seus equivalentes líquidos, reduzindo a necessidade de refrigeração e tornando-os mais fáceis de armazenar e transportar.

3. Produção de formulações parentéricas

Medicamentos injectáveis: A liofilização é normalmente utilizada para produzir medicamentos injectáveis estéreis. O processo assegura que o medicamento permanece estéril e mantém a sua potência até ser reconstituído e administrado.

Formulação e desenvolvimento de ciclos: O desenvolvimento de ciclos de liofilização que garantam a secagem completa sem danificar o medicamento requer uma otimização cuidadosa. Isso envolve a determinação de ciclos de liofilização apropriados, incluindo congelamento, secagem primária e etapas de secagem secundária.

4. Conceção e validação de processos robustos

Projeto do processo: A liofilização em escala industrial requer um projeto de processo robusto para lidar com volumes maiores e garantir resultados consistentes. Isto inclui a conceção de ciclos de liofilização adequados, a otimização das condições da câmara e a integração da automatização para o controlo do processo.

Desenvolvimento de ciclos: O desenvolvimento e validação de ciclos de liofilização para cada produto é fundamental. Isto envolve testes extensivos para garantir que os ciclos atingem a secura desejada e não afectam negativamente a qualidade do produto.

Conformidade regulamentar: A conformidade com as normas regulamentares (por exemplo, FDA, EMA) é essencial. Isto inclui a validação do processo, a documentação dos procedimentos e a realização de estudos de estabilidade para demonstrar que o produto cumpre as normas de qualidade e segurança.

7 AVANÇOS NAS TECNOLOGIAS DE CRISTALIZAÇÃO E LIOFILIZAÇÃO

7.1 Tendências emergentes em técnicas de cristalização

As tendências emergentes nas técnicas de cristalização estão a transformar significativamente o campo, impulsionadas pelos avanços tecnológicos e pela procura de maior eficiência e qualidade do produto. Aqui está uma exploração detalhada dessas tendências:

1. Processos de cristalização contínua

Os processos de cristalização contínua envolvem o fluxo contínuo de materiais através de um cristalizador, ao contrário da cristalização tradicional por lotes, em que todos os materiais são processados num único lote.

Vantagens

• Controlo melhorado: A cristalização contínua permite um melhor controlo dos parâmetros do processo, como a temperatura, a concentração e as taxas de fluxo. Isso leva a um tamanho e qualidade de cristal mais consistentes.

• Redução da variabilidade do processo: As condições de estado estacionário dos processos contínuos reduzem a variabilidade e o risco de perturbações do processo em comparação com os processos descontínuos, que podem ser afectados pelas variações entre diferentes lotes.

• Maior produtividade: Os processos contínuos podem atingir taxas de produção mais elevadas, uma vez que não requerem tempos de inatividade entre lotes. Isto leva a uma utilização mais eficiente do equipamento e dos recursos.

• Escalabilidade melhorada: O aumento de escala da cristalização contínua é frequentemente mais simples do que o aumento de escala dos processos em lote. A linearidade do aumento de escala do laboratório para a escala de produção pode ser mais previsível.

Implementação

• Equipamento: Os cristalizadores contínuos, tais como reactores de fluxo de tampão, reactores de tanque agitado e reactores tubulares, são concebidos para lidar com o fluxo contínuo de materiais.

• Monitorização: A integração de sensores e sistemas de monitorização em tempo real permite um controlo e ajuste precisos das condições do processo, garantindo uma qualidade consistente do produto.

• Desafios: A cristalização contínua requer um projeto cuidadoso para evitar problemas como incrustações ou entupimentos e para garantir uma mistura e transferência de calor eficazes.

2. Estratégias inteligentes de cristalização e intensificação do processo

A cristalização inteligente envolve a utilização de tecnologias avançadas e abordagens baseadas em dados para melhorar o processo de cristalização.

Componentes

• Tecnologias Analíticas de Processo (PAT): Os sistemas PAT utilizam várias técnicas analíticas (por exemplo, espetroscopia, microscopia) para monitorizar o processo de cristalização em tempo real. Isto permite ajustes imediatos com base nos dados do processo.

• Automação: Os sistemas automatizados controlam vários aspectos do processo de cristalização, incluindo a temperatura, a mistura e as taxas de fluxo. A automatização reduz o erro humano e melhora a reprodutibilidade.

• Abordagens baseadas em dados: A aprendizagem automática e a análise estatística dos dados do processo ajudam a prever resultados, a otimizar parâmetros e a identificar padrões que podem ser utilizados para melhorar o processo.

Vantagens

• Monitorização e controlo em tempo real: O PAT e a automação fornecem feedback em tempo real, permitindo ajustes imediatos e garantindo condições ideais para a cristalização.

• Eficiência melhorada: As abordagens baseadas em dados podem otimizar os parâmetros do processo de forma mais eficaz, reduzindo o desperdício e melhorando o rendimento e a qualidade do produto.

• Melhor compreensão do processo: Os dados em tempo real ajudam a compreender melhor a dinâmica da cristalização, conduzindo a uma conceção e otimização mais robustas do processo.

Intensificação do processo

A intensificação do processo refere-se a técnicas que melhoram a eficiência e a eficácia da cristalização, combinando ou integrando várias etapas do processo.

Técnicas

• Cristalização reactiva: Esta técnica combina a reação e a cristalização num único passo do processo. Ao realizar a reação e a cristalização em simultâneo, pode melhorar a pureza e o rendimento do produto, bem como reduzir a necessidade de passos de purificação adicionais.

• Triagem de alto rendimento: Usando técnicas de alto rendimento, várias condições podem ser testadas simultaneamente para identificar rapidamente os parâmetros ideais de cristalização. Isto acelera o processo de desenvolvimento e melhora a compreensão do comportamento de cristalização.

Vantagens

• Aumento da eficiência: A combinação da reação e da cristalização reduz o tempo de processamento e minimiza os passos intermédios, conduzindo a uma produção mais eficiente.

• Pureza melhorada: A cristalização reactiva pode conduzir a produtos de maior pureza, reduzindo as impurezas e os subprodutos durante a fase de cristalização.

• Redução de custos: Ao integrar várias etapas, os custos globais do processo podem ser reduzidos através da poupança de tempo, energia e materiais.

7.2 Inovações em equipamento de liofilização e otimização

Os avanços na tecnologia de liofilização melhoraram muito a eficiência, a qualidade e a relação custo-benefício do processo. Aqui está uma visão detalhada das inovações em equipamentos de liofilização e otimização de processos:

• Inovações em equipamentos de liofilização

1. Nucleação controlada de gelo

Princípio: A nucleação controlada de gelo permite a formação precisa de cristais de gelo a temperaturas e condições específicas, o que pode melhorar a uniformidade do processo de liofilização.

Tecnologia: Os liofilizadores modernos utilizam técnicas como agentes de nucleação ou programas de temperatura controlada para iniciar a formação de gelo. Isto ajuda a obter cristais de gelo mais pequenos e mais uniformes que contribuem para uma melhor eficiência de secagem e uma melhor qualidade do produto.

Vantagens: O controlo melhorado da nucleação do gelo reduz o risco de colapso do produto e assegura uma estrutura de produto mais consistente.

2. Controlo preciso da temperatura

Princípio: O controlo exato da temperatura é fundamental para manter as condições ideais durante o processo de liofilização, incluindo a congelação, a secagem primária (sublimação) e a secagem secundária (dessorção).

Tecnologia: Os liofilizadores avançados estão equipados com sensores e controladores de temperatura de alta precisão que permitem a monitorização e o ajuste em tempo real das temperaturas da câmara e das prateleiras.

Vantagens: O controlo preciso da temperatura ajuda a alcançar taxas de secagem uniformes, reduzindo os tempos de ciclo e minimizando a degradação térmica de produtos sensíveis ao calor.

3. Regulação da pressão

Princípio: O controlo eficaz da pressão é essencial para gerir a sublimação do gelo e evitar a condensação ou a formação de armadilhas de vapor.

Tecnologia: Os liofilizadores modernos possuem sistemas de vácuo sofisticados com controlo preciso da pressão, muitas vezes integrados com capacidades de monitorização e ajuste em tempo real.

Vantagens: A regulação melhorada da pressão aumenta a eficiência da sublimação, reduz o tempo de secagem e garante que o produto final permanece estável e de alta qualidade.

4. Sistemas de monitorização e controlo melhorados

Princípio: Os sistemas de monitorização e de controlo em tempo real são utilizados para seguir vários parâmetros ao longo do processo de liofilização.

Tecnologia: Os liofilizadores de última geração estão equipados com sensores avançados, registo de dados e sistemas de automatização que permitem uma monitorização abrangente da temperatura, pressão e humidade.

Vantagens: A monitorização melhorada assegura que as condições do processo são mantidas dentro dos intervalos ideais, melhorando a fiabilidade e a reprodutibilidade do processo.

5. Designs eficientes em termos energéticos

Princípio: Reduzir o consumo de energia, mantendo a eficiência do processo, é um dos principais objectivos do equipamento moderno de liofilização.

Tecnologia:As inovações incluem sistemas de recuperação de calor, compressores energeticamente eficientes e materiais de isolamento optimizados.

Benefícios: Os projetos com eficiência energética reduzem os custos operacionais e o impacto ambiental do processo de liofilização.

• Otimização de processos

1. Protocolos de secagem personalizados

Princípio: O desenvolvimento de protocolos de secagem personalizadosnas características específicas do produto e da formulação garante condições de processo óptimas.

Técnicas: Os protocolos são adaptados utilizando parâmetros específicos do produto, como o ponto de congelação, as taxas de sublimação e o teor de humidade.

Vantagens: Os protocolos personalizados melhoram a qualidade do produto, minimizam o tempo de secagem e aumentam a eficiência geral do processo.

2. Nucleação controlada

Princípio: As técnicas de nucleação controlada são utilizadas para gerir a formação e o crescimento de cristais de gelo durante a fase de congelação.

Técnicas: Os métodos incluem a utilização de agentes de nucleação ou o controlo preciso da temperatura para iniciar a nucleação nas condições desejadas.

Vantagens: A nucleação controlada conduz a cristais de gelo mais pequenos e mais uniformes, reduzindo o risco de colapso do produto e melhorando a eficiência da secagem.

3. Secagem por etapas

Princípio: A secagem por etapas envolve o ajuste gradual da temperatura e da pressão em fases para otimizar a remoção da humidade.

Técnicas: O processo inclui normalmente uma série de etapas controladas durante a secagem primária e secundária para gerir eficazmente o teor de humidade.

Vantagens: A secagem por etapas ajuda a obter uma melhor estabilidade e qualidade do produto, evitando alterações súbitas nas condições que possam afetar o produto.

4. Modelação avançada de processos

Princípio: São utilizadas técnicas de modelização avançadas para simular e otimizar o processo de liofilização com base em dados empíricos e modelos teóricos.

Técnicas: A modelação de processos inclui simulações computacionais, análises preditivas e algoritmos de otimização.

Vantagens: A modelação avançada ajuda a conceber ciclos de secagem eficientes, a prever potenciais problemas e a melhorar o controlo geral do processo.

5. Análise de dados em tempo real

Princípio: A análise de dados em tempo real envolve a monitorização e avaliação contínuas dos parâmetros do processo para garantir condições óptimas.

Técnicas: As ferramentas e o software de análise de dados são utilizados para analisar dados em tempo real, identificar tendências e efetuar ajustamentos imediatos.

Vantagens: A análise de dados em tempo real melhora o controlo do processo, reduz a variabilidade e assegura uma qualidade consistente do produto.

8 CONTROLO DE QUALIDADE E CONSIDERAÇÕES REGULAMENTARES

8.1 Atributos de qualidade dos cristais farmacêuticos

Os atributos de qualidade dos cristais farmacêuticos desempenham um papel crucial na determinação do desempenho, estabilidade e capacidade de fabrico do medicamento. Os principais aspectos a considerar incluem:

- Parâmetros de qualidade do cristal: Os parâmetros de qualidade do cristal abrangem características como a forma polimórfica, o tamanho e a forma do cristal, a pureza e os defeitos do cristal. Estes atributos influenciam as propriedades do medicamento, o comportamento de dissolução, a biodisponibilidade e a estabilidade.

- Impacto no desempenho e estabilidade do medicamento: As propriedades dos cristais podem afetar significativamente o desempenho e a estabilidade dos medicamentos. Os polimorfos, por exemplo, podem apresentar diferentes solubilidades, taxas de dissolução ou biodisponibilidade. Os defeitos ou impurezas dos cristais podem afetar a estabilidade química, a cinética de degradação e os perfis de libertação do medicamento.

8.2 Métodos analíticos para avaliação da qualidade dos cristais

A avaliação exacta da qualidade do cristal requer a utilização de várias técnicas analíticas. Os métodos comuns para a avaliação da qualidade do cristal incluem:

- Técnicas para avaliação da pureza de cristais: São utilizados métodos analíticos como a cromatografia líquida de alta eficiência (HPLC), a cromatografia gasosa (GC), a espetroscopia e a espetrometria de massa para avaliar a pureza das amostras de cristais. Estas técnicas identificam e quantificam as impurezas ou os solventes residuais.

- Avaliação do tamanho, forma e propriedades da superfície do cristal: As técnicas de microscopia, como a microscopia ótica, a microscopia eletrónica de varrimento (SEM) ou a microscopia de força atómica (AFM), fornecem informações sobre o tamanho, a forma e a morfologia da superfície dos cristais. O software de análise de imagens ajuda a quantificar as distribuições de tamanho dos cristais e os parâmetros de forma.

8.3 Directrizes regulamentares e requisitos de conformidade

As agências reguladoras fornecem diretrizes e expectativas para a caraterização de cristais e de estado sólido. As considerações de conformidade para processos de cristalização e liofilização incluem:

- Expectativas regulatórias para caraterização de cristais e de estado sólido: As agências reguladoras, como a U.S. Food and Drug Administration (FDA) ou a European Medicines Agency (EMA), exigem uma caraterização completa dos cristais farmacêuticos e das propriedades do estado sólido. Isso inclui a identificação de formas polimórficas, a avaliação da estabilidade e a avaliação do impacto das características do cristal no desempenho do produto.

-Considerações de conformidade para processos de cristalização e liofilização: Os fabricantes devem garantir a conformidade com as diretrizes atuais de Boas Práticas de Fabricação (cGMP) para processos de cristalização e liofilização. Isto inclui a validação do processo, o controlo dos parâmetros críticos do processo, a documentação e a adesão aos sistemas de gestão da qualidade.

Ao aderir às directrizes regulamentares e implementar medidas robustas de controlo de qualidade, os fabricantes de produtos farmacêuticos podem garantir a qualidade consistente dos produtos cristalinos, cumprir os requisitos regulamentares e salvaguardar a segurança dos pacientes.

9. ESTUDOS DE CASOS E APLICAÇÕES

Estudo de caso 1: Desenvolvimento bem-sucedido do processo de cristalização para um composto desafiador

Antecedentes: A indústria farmacêutica depara-se frequentemente com desafios no desenvolvimento de processos de cristalização para compostos com fraca solubilidade ou propriedades cristalinas complexas. Neste estudo de caso, um composto desafiador com baixa solubilidade e problemas de polimorfismo foi cristalizado com sucesso.

Objetivo: O objetivo era desenvolver um processo de cristalização robusto que produzisse uma forma cristalina pura e estável do composto com propriedades desejáveis.

Abordagem:

1. Seleção e triagem de solventes: Foi efectuada uma seleção exaustiva de solventes para identificar solventes adequados com elevada solubilidade e boas propriedades cristalinas para o composto. Foram avaliados vários solventes e misturas de solventes, considerando a sua capacidade de dissolver o composto e promover o crescimento desejado do cristal.

2. Controlo da supersaturação e gestão do tamanho dos cristais: As técnicas de controlo da supersaturação, tais como o controlo da temperatura, as taxas de arrefecimento e a adição de anti-solvente, foram optimizadas para atingir o tamanho de cristal desejado e minimizar a incorporação de impurezas. As condições de cristalização foram cuidadosamente ajustadas para garantir a nucleação controlada e o crescimento dos cristais.

3. Controlo de Impurezas e Purificação: O controlo das impurezas foi um aspeto crucial do desenvolvimento do processo. Técnicas como recristalização, filtração e troca de solventes foram utilizadas para remover impurezas e melhorar a pureza dos cristais. Os parâmetros de cristalização foram ajustados

para minimizar a presença de impurezas no produto cristalino final.

Resultados: O desenvolvimento bem sucedido do processo de cristalização levou à produção de uma forma cristalina pura do composto com solubilidade melhorada, maior estabilidade e propriedades consistentes. O processo foi optimizado para aumento de escala, garantindo a reprodutibilidade e cumprindo os requisitos de qualidade para a produção comercial.

Estudo de caso 2: Liofilização de um produto biofarmacêutico delicado

Antecedentes: Os produtos biofarmacêuticos, como as proteínas ou os anticorpos monoclonais, são frequentemente delicados e sensíveis à temperatura e ao manuseamento. A liofilização oferece um método promissor para estabilizar estes produtos e prolongar o seu prazo de validade.

Objetivo: O objetivo foi desenvolver um processo de liofilização optimizado para um produto biofarmacêutico delicado, garantindo a preservação da sua atividade, estabilidade e propriedades de reconstituição.

Abordagem:

1. Otimização da formulação: A formulação foi optimizada para incorporar crioprotectores, agentes de volume e excipientes estabilizadores adequados. Os crioprotectores protegeram a proteína durante a congelação e a secagem, enquanto os agentes de volume mantiveram a estrutura do produto e facilitaram a reconstituição.

2. Desenvolvimento do ciclo de liofilização: O ciclo de liofilização foi cuidadosamente concebido para minimizar a degradação do produto e manter a sua atividade. Os parâmetros críticos do processo, tais como a taxa de congelação, a temperatura de secagem primária e o tempo de secagem, foram optimizados através de um desenho experimental e da análise dos parâmetros do processo.

3. Gestão da humidade e controlo da temperatura do produto: Foram utilizadas estratégias de gestão da humidade, tais como a nucleação controlada do gelo, técnicas de rampa e otimização da temperatura de prateleira, para garantir uma secagem uniforme e evitar fenómenos de colapso ou colapso do bolo. O controlo preciso da temperatura do produto ao longo do processo foi crucial para preservar a integridade das proteínas.

Resultados: O processo de liofilização optimizado preservou com sucesso o delicado produto biofarmacêutico. O produto liofilizado exibiu uma estabilidade melhorada, manteve a sua atividade após a reconstituição e teve um prazo de validade prolongado. O processo foi validado, garantindo a reprodutibilidade e a conformidade com os requisitos regulamentares para o fabrico comercial.

Estes estudos de caso destacam a importância do desenvolvimento, otimização e personalização do processo para ultrapassar os desafios na cristalização e liofilização, permitindo a produção bem sucedida de produtos farmacêuticos de alta qualidade.

Lições aprendidas e melhores práticas de aplicações do mundo real:

1. Compreensão abrangente do processo: As aplicações do mundo real enfatizam a importância de se obter uma compreensão profunda dos processos de cristalização e liofilização. Isso inclui estudar o comportamento de solubilidade do composto, as propriedades do cristal e o impacto dos parâmetros do processo na qualidade do produto. A construção de conhecimento através de experimentação e análise completas permite o desenvolvimento e a otimização eficazes do processo.

2. Abordagem personalizada: Cada composto e produto tem características e requisitos únicos. A aplicação de uma abordagem personalizada ao desenvolvimento e otimização do processo é crucial. Isto implica considerar factores como a seleção de solventes, o controlo da supersaturação, a gestão de impurezas, a otimização da formulação e a conceção de ciclos específicos para o

composto e a sua aplicação pretendida.

3. Colaboração e partilha de conhecimentos: Colaboração entre equipas interdisciplinares, incluindo químicos, engenheiros, cientistas de formulações e especialistas em regulamentação,

é essencial para o sucesso do desenvolvimento de processos. A partilha de conhecimentos e experiência de diferentes perspectivas facilita a resolução de problemas, a inovação e a tomada de decisões eficientes.

4. Monitorização e controlo de processos: A monitorização e o controlo do processo em tempo real desempenham um papel vital na garantia da qualidade e reprodutibilidade do produto. A implementação de tecnologias analíticas de processo (PAT) e de estratégias de controlo avançadas permite ajustes atempados e a identificação proactiva de desvios, melhorando a compreensão e o controlo do processo.

5. Conformidade regulamentar: O cumprimento das directrizes e requisitos regulamentares é fundamental na indústria farmacêutica. A incorporação de considerações regulamentares desde as fases iniciais do desenvolvimento do processo assegura que os processos cumprem as normas de qualidade e podem ser efetivamente aumentados para produção comercial.

10. PERSPECTIVAS FUTURAS

1. Técnicas Analíticas Avançadas: A integração de técnicas analíticas avançadas, como a monitorização in-situ, métodos espectroscópicos e algoritmos de aprendizagem automática, é promissora para melhorar a compreensão e o controlo do processo. Estas técnicas permitem a caraterização em tempo real das propriedades dos cristais, a determinação de atributos de qualidade críticos e a modelação preditiva para a otimização do processo.

2. Fabrico contínuo: A adoção de abordagens de fabrico contínuo em processos de cristalização e liofilização está a ganhar força. Os processos contínuos oferecem vantagens como um melhor controlo, variabilidade reduzida e maior escalabilidade, permitindo uma produção mais eficiente e rentável.

3. Modelação e Simulação de Processos: Os avanços na modelação e simulação de processos permitem a experimentação virtual, a otimização e o aumento de escala. Os modelos preditivos baseados em princípios fundamentais ajudam a compreender fenómenos complexos, optimizando os parâmetros do processo e reduzindo a necessidade de ensaios experimentais extensos.

4. Medicina Personalizada e Biofarmacêuticos: Com o aumento da medicina personalizada e o desenvolvimento de produtos biofarmacêuticos complexos, há uma necessidade de estratégias de cristalização e liofilização adaptadas para garantir a estabilidade do produto, a eficácia e a segurança do paciente. Prevê-se que os avanços na conceção de fórmulas, ciclos de liofilização e técnicas analíticas apoiem estes desenvolvimentos.

Conclusão:

Os processos de cristalização e liofilização são críticos no fabrico de produtos farmacêuticos, permitindo a produção de medicamentos de alta qualidade. As aplicações do mundo real forneceram lições valiosas e melhores práticas, enfatizando a importância da compreensão do processo, personalização, colaboração e conformidade regulamentar.

O futuro da cristalização e liofilização reside em técnicas analíticas avançadas, fabrico contínuo, modelação de processos e desenvolvimento de estratégias para medicina personalizada e produtos biofarmacêuticos. Estes avanços irão melhorar ainda mais o controlo do processo, a eficiência e a qualidade do produto, impulsionando a inovação no fabrico de produtos farmacêuticos e beneficiando os doentes em todo o mundo.

11. DESAFIOS ACTUAIS NO PROCESSAMENTO QUÍMICO

1. Sustentabilidade e impacto ambiental: As indústrias de processamento químico enfrentam uma pressão crescente para reduzir a sua pegada ambiental. O desafio reside no desenvolvimento de processos sustentáveis que minimizem a produção de resíduos, o consumo de energia e a utilização de materiais perigosos. Encontrar alternativas mais ecológicas e adotar tecnologias mais limpas são cruciais para atingir os objectivos de sustentabilidade.

2. Intensificação e eficiência do processo: Melhorar a eficiência do processo mantendo a qualidade do produto é um desafio contínuo. A intensificação do processo tem como objetivo maximizar a produtividade, reduzir o consumo de energia e de recursos e simplificar as operações. No entanto, a implementação de processos intensificados requer uma consideração cuidadosa da segurança, controlo e escalabilidade do processo.

3. Moléculas complexas e fabrico: A procura crescente de moléculas complexas, como os biofarmacêuticos, as terapias genéticas e os nanomateriais, apresenta desafios na sua síntese e fabrico. As técnicas de processamento químico precisam de se adaptar para lidar com as características únicas destas moléculas, incluindo a sua complexidade, sensibilidade e requisitos de qualidade rigorosos.

4. Controlo de Qualidade e Conformidade Regulamentar: Garantir a qualidade do produto e cumprir as directrizes regulamentares continuam a ser desafios críticos no processamento químico. O desenvolvimento de medidas de controlo de qualidade robustas, a implementação de técnicas analíticas avançadas e o cumprimento de normas regulamentares rigorosas requerem uma melhoria contínua e investimento em sistemas de gestão da qualidade.

5. Transformação digital e análise de dados: A integração de tecnologias digitais, análise de dados e inteligência artificial (IA) apresenta oportunidades e desafios no processamento químico. A captura e análise de grandes volumes de dados de processos pode permitir a monitorização em tempo real, a manutenção

preditiva e a otimização de processos. No entanto, os desafios incluem a segurança dos dados, a interoperabilidade e a necessidade de pessoal qualificado para aproveitar o potencial das tecnologias digitais.

12. DIRECÇÕES FUTURAS NO PROCESSAMENTO QUÍMICO

1. Automação de processos e robótica: O futuro do processamento químico envolve uma maior automatização e robótica para melhorar a produtividade, a precisão e a segurança.

Os sistemas automatizados podem executar tarefas de rotina, monitorizar os parâmetros do processo e responder a desvios, permitindo que os operadores se concentrem na tomada de decisões de nível superior e na otimização do processo.

2. Materiais avançados e nanotecnologia: O desenvolvimento e a utilização de materiais avançados e da nanotecnologia oferecem oportunidades para um processamento químico inovador. Estas tecnologias podem melhorar o desempenho dos produtos, permitir novas aplicações e fornecer novas vias de síntese e fabrico.

3. Economia circular e eficiência de recursos: A transição para uma economia circular, em que os resíduos são minimizados e os recursos são reciclados e reutilizados, irá impulsionar os futuros desenvolvimentos no processamento químico. A conceção de processos que maximizem a eficiência dos recursos, promovam a reciclagem e minimizem o impacto ambiental será um foco fundamental.

4. Segurança dos processos e gestão de riscos: A ênfase contínua na segurança dos processos e na gestão dos riscos é essencial para proteger os trabalhadores, as comunidades e o ambiente. As direcções futuras incluem a implementação de tecnologias avançadas de segurança de processos, melhores métodos de identificação de perigos e quadros robustos de avaliação de riscos.

5. Fontes de energia sustentáveis: A integração de fontes de energia sustentáveis, como as energias renováveis e o hidrogénio, irá moldar o futuro do processamento químico. A transição de processos baseados em combustíveis

fósseis para alternativas mais ecológicas exigirá investigação e desenvolvimento de novas tecnologias, infra-estruturas e soluções de armazenamento de energia.

Ao enfrentar os desafios actuais e adotar direcções futuras, as indústrias de transformação química podem impulsionar a inovação, melhorar a sustentabilidade e contribuir para o desenvolvimento de processos mais seguros, mais eficientes e mais amigos do ambiente.

13. POTENCIAIS AVANÇOS NAS TECNOLOGIAS DE CRISTALIZAÇÃO E LIOFILIZAÇÃO

1. Cristalização contínua: A adoção de processos de cristalização contínua tem um potencial significativo para melhorar a eficiência, a escalabilidade e a qualidade do produto. Os sistemas contínuos oferecem um melhor controlo da supersaturação, do crescimento dos cristais e da remoção de impurezas, resultando em propriedades consistentes dos cristais. A integração com tecnologias analíticas de processo avançadas (PAT) permite a monitorização e otimização do processo em tempo real.

2. Estratégias inteligentes de cristalização: O desenvolvimento de estratégias de cristalização inteligentes, como o controlo baseado em modelos e os algoritmos de controlo adaptativo, pode melhorar a compreensão e o controlo do processo. Essas estratégias utilizam dados em tempo real e modelos preditivos para otimizar os parâmetros do processo, minimizar a variabilidade e garantir que as propriedades desejadas do cristal sejam alcançadas.

3. Técnicas avançadas de caraterização in-situ: Os avanços nas técnicas de caraterização in-situ durante a cristalização, como espetroscopia in-situ, microscopia e métodos de imagem, fornecem informações valiosas sobre a formação de cristais e os mecanismos de crescimento. A monitorização em tempo real do tamanho, forma e polimorfismo dos cristais permite ajustes e controlo proactivos do processo.

4. Técnicas de cristalização personalizadas: A adaptação das técnicas de cristalização a compostos e aplicações específicas pode levar a uma maior eficiência do processo e à qualidade do produto. Isto inclui o desenvolvimento de métodos de cristalização especializados para compostos difíceis, como a cristalização a alta pressão, a cristalização reactiva ou processos de cristalização híbridos que combinam diferentes técnicas.

5. Tecnologias avançadas de liofilização: A evolução das tecnologias de liofilização visa melhorar a eficiência do processo, a qualidade do produto e a otimização do ciclo. Os avanços potenciais incluem o desenvolvimento de técnicas de secagem inovadoras, como a liofilização assistida por micro-ondas ou fontes de energia alternativas para a sublimação. As melhorias na conceção do equipamento, tais como melhores sistemas de transferência de calor e algoritmos de controlo avançados, podem otimizar os tempos de secagem e o consumo de energia.

6. Estratégias Avançadas de Formulação e Excipientes: A otimização da formulação desempenha um papel crucial tanto na cristalização quanto na liofilização. Avanços na seleção de excipientes, design de crioprotetores e estratégias de formulação podem melhorar a estabilidade do produto, reduzir a degradação e melhorar as propriedades de reconstituição. O uso de excipientes inovadores, como nanopartículas ou novos estabilizadores, pode oferecer vantagens na preservação da integridade do produto.

7. Modelagem e Simulação de Processos: As ferramentas de modelação e simulação de processos podem ajudar na otimização e aumento de escala dos processos de cristalização e liofilização. Técnicas avançadas de modelagem, como a dinâmica de fluidos computacional (CFD) e a modelagem de balanço populacional (PBM), fornecem informações sobre a dinâmica do processo, transferência de calor e massa e cinética de crescimento de cristais. Estas ferramentas ajudam a prever o comportamento do processo, optimizando a conceção do equipamento e reduzindo as iterações experimentais.

8. Combinação de Cristalização e Liofilização: A integração dos processos de cristalização e liofilização de forma contínua ou semi-contínua oferece benefícios potenciais, como etapas reduzidas do processo, melhor qualidade do produto e operações simplificadas. Essa combinação permite a secagem em linha de produtos cristalizados, minimizando o manuseio e os riscos potenciais de contaminação.

Em geral, os avanços nas tecnologias de cristalização e liofilização visam melhorar o controlo do processo, a eficiência e a qualidade do produto. A integração de técnicas analíticas avançadas, a conceção de equipamento inovador e as estratégias personalizadas conduzirão ao desenvolvimento de processos da próxima geração no fabrico de produtos farmacêuticos.

14. CONCLUSÃO

Em conclusão, o processamento químico desempenha um papel fundamental na transformação de medicamentos, permitindo o desenvolvimento e a produção de produtos farmacêuticos seguros, eficazes e de alta qualidade. Serve de ponte entre a descoberta de ingredientes farmacêuticos activos (APIs) e a formulação de formas de dosagem acabadas que os doentes podem utilizar.

A importância do processamento químico reside na sua capacidade de converter matérias-primas em produtos farmacêuticos através de uma série de processos controlados e optimizados. A cristalização e a liofilização, como técnicas críticas dentro do processamento químico, são passos fundamentais para alcançar os atributos desejados do produto, tais como pureza, estabilidade e entrega óptima do medicamento.

A cristalização, com a sua capacidade de produzir cristais bem definidos e altamente puros, permite o isolamento e a purificação de APIs. Influencia as propriedades críticas do produto final, como a solubilidade, a taxa de dissolução e o polimorfismo, afectando assim a eficácia e a biodisponibilidade do medicamento. O desenvolvimento e a otimização dos processos de cristalização permitem a produção de formas cristalinas consistentes com propriedades desejáveis.

A liofilização, ou secagem por congelamento, é uma técnica vital para estabilizar produtos sensíveis e biofarmacêuticos. Preserva a integridade terapêutica de proteínas, péptidos, vacinas e outras formulações delicadas, removendo a água por sublimação, resultando num produto seco e facilmente reconstituível. A liofilização assegura a estabilidade a longo prazo, prolonga o prazo de validade e facilita o armazenamento e o transporte de medicamentos, especialmente os que requerem uma gestão da cadeia de frio.

O processamento químico também engloba a otimização da formulação, o controlo das impurezas e a garantia de qualidade ao longo do processo de fabrico. Envolve a seleção de solventes adequados, o controlo da supersaturação, a gestão de impurezas e a garantia da pureza e do rendimento do produto. Além disso, as técnicas de caraterização permitem a identificação, análise e compreensão das propriedades dos cristais, características do estado sólido e atributos de qualidade do produto. A importância do processamento químico estende-se para além do laboratório para a produção à escala industrial. O aumento de escala bem sucedido e a aplicação industrial destes processos são fundamentais para garantir uma qualidade consistente do produto, cumprir os requisitos regulamentares e fornecer medicamentos a uma vasta população de doentes.

Em resumo, o processamento químico é uma força transformadora na indústria farmacêutica. Ele impulsiona a inovação, permite a produção de medicamentos seguros e eficazes e garante os atributos desejados dos produtos farmacêuticos. Os avanços nas tecnologias de cristalização e liofilização, juntamente com uma compreensão abrangente da ciência subjacente, continuam a moldar o futuro do fabrico farmacêutico e contribuem para melhorar os resultados dos doentes em todo o mundo.

GLOSSÁRIO DE TERMOS

Cristalização: Processo pelo qual um sólido se forma a partir de um líquido ou de um gás, onde os átomos ou moléculas estão altamente organizados numa estrutura conhecida como cristal.

Liofilização (liofilização): Um processo de desidratação normalmente utilizado para preservar um material perecível ou tornar o material mais conveniente para o transporte. Funciona através do congelamento do material e da redução da pressão circundante para permitir que a água congelada no material sublimasse diretamente da fase sólida para a fase gasosa.

Supersaturação: Um estado de uma solução que contém mais material dissolvido do que aquele que poderia ser dissolvido pelo solvente em circunstâncias normais.

Polimorfismo: A capacidade de um material sólido existir em mais de uma forma ou estrutura cristalina.

Crioprotector: Substância utilizada para proteger o tecido biológico dos danos causados pelo congelamento devido à formação de gelo.

REFERÊNCIAS

1. J. G. Coffin-Beach, "Crystallization Process Development: From Lab to Industrial Scale," Pharmaceutical Engineering, vol. 34, no. 6, pp. 35-41, 2020.

2. K. Li, "Lyophilization of Biopharmaceuticals: Principles, Process Design, and Applications", International Journal of Pharmaceutics, vol. 569, p. 118573, 2019.

3. A. A. Jones e P. E. Larson, "Challenges and Strategies in Crystallization of Pharmaceuticals", Chemical Engineering & Technology, vol. 41, no. 3, pp. 405-416, 2018.

4. T. M. Lee e J. S. Chung, "Advanced Lyophilization Techniques for Biopharmaceuticals," Biotechnology Advances, vol. 37, no. 1, pp. 107-121, 2019.

5. R. D. Kumar, "Continuous Crystallization in the Pharmaceutical Industry," Organic Process Research & Development, vol. 24, no. 4, pp. 618-633, 2020.

6. S. Patel, "Formulation and Process Development of Lyophilized Biologics," Journal of Pharmaceutical Sciences, vol. 109, no. 3, pp. 825-838, 2020.

7. P. K. Gupta, "Process Analytical Technology in Crystallization", Journal of Pharmaceutical Innovation, vol. 14, n.º 2, pp. 85-93, 2019.

8. L. S. Taylor e G. Zografi, "The Effects of Crystallization on the Stability of Amorphous Pharmaceuticals," Journal of Pharmaceutical Sciences, vol. 98, no. 4, pp. 1223-1235, 2019.

9. V. K. Shalaev e D. J. Johnson, "Lyophilization Process Development for Pharmaceuticals: Challenges and Considerations," AAPS PharmSciTech, vol. 21, no. 7, pp. 240-254, 2020.

10. B. S. Hartsuiker, "The Impact of Polymorphism on the Crystallization of Pharmaceuticals", CrystEngComm, vol. 22, n.º 10, pp. 1494-1503, 2020.

ÍNDICE DE CONTEÚDOS

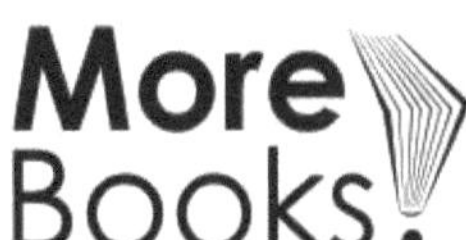

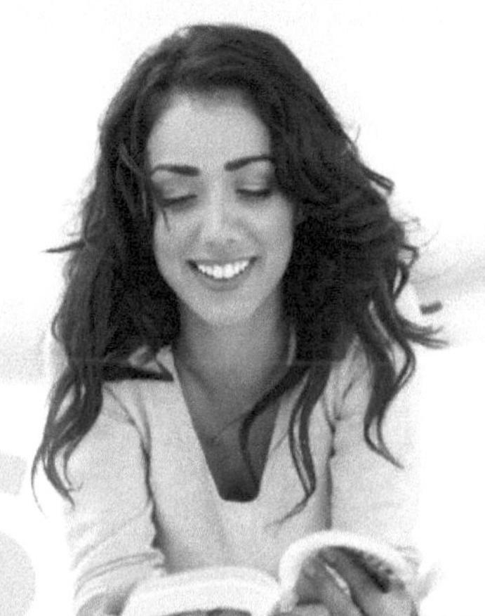

I want morebooks!

Buy your books fast and straightforward online - at one of world's fastest growing online book stores! Environmentally sound due to Print-on-Demand technologies.

Buy your books online at
www.morebooks.shop

Compre os seus livros mais rápido e diretamente na internet, em uma das livrarias on-line com o maior crescimento no mundo! Produção que protege o meio ambiente através das tecnologias de impressão sob demanda.

Compre os seus livros on-line em
www.morebooks.shop

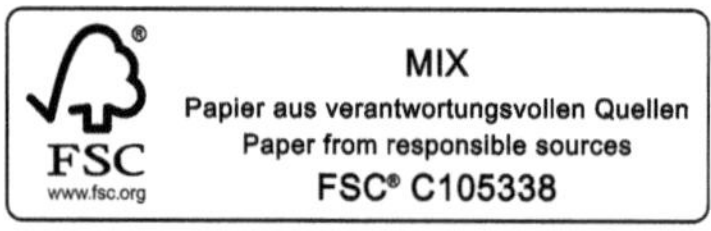

Printed by Books on Demand GmbH, Norderstedt / Germany